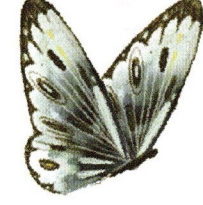
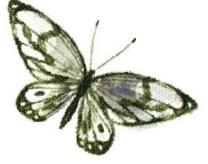
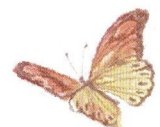

엄마가 항상 곁에 있을게

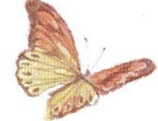
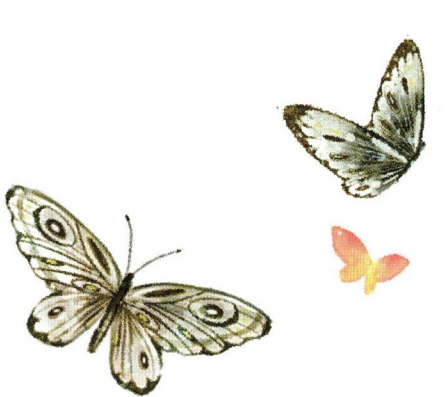

달리

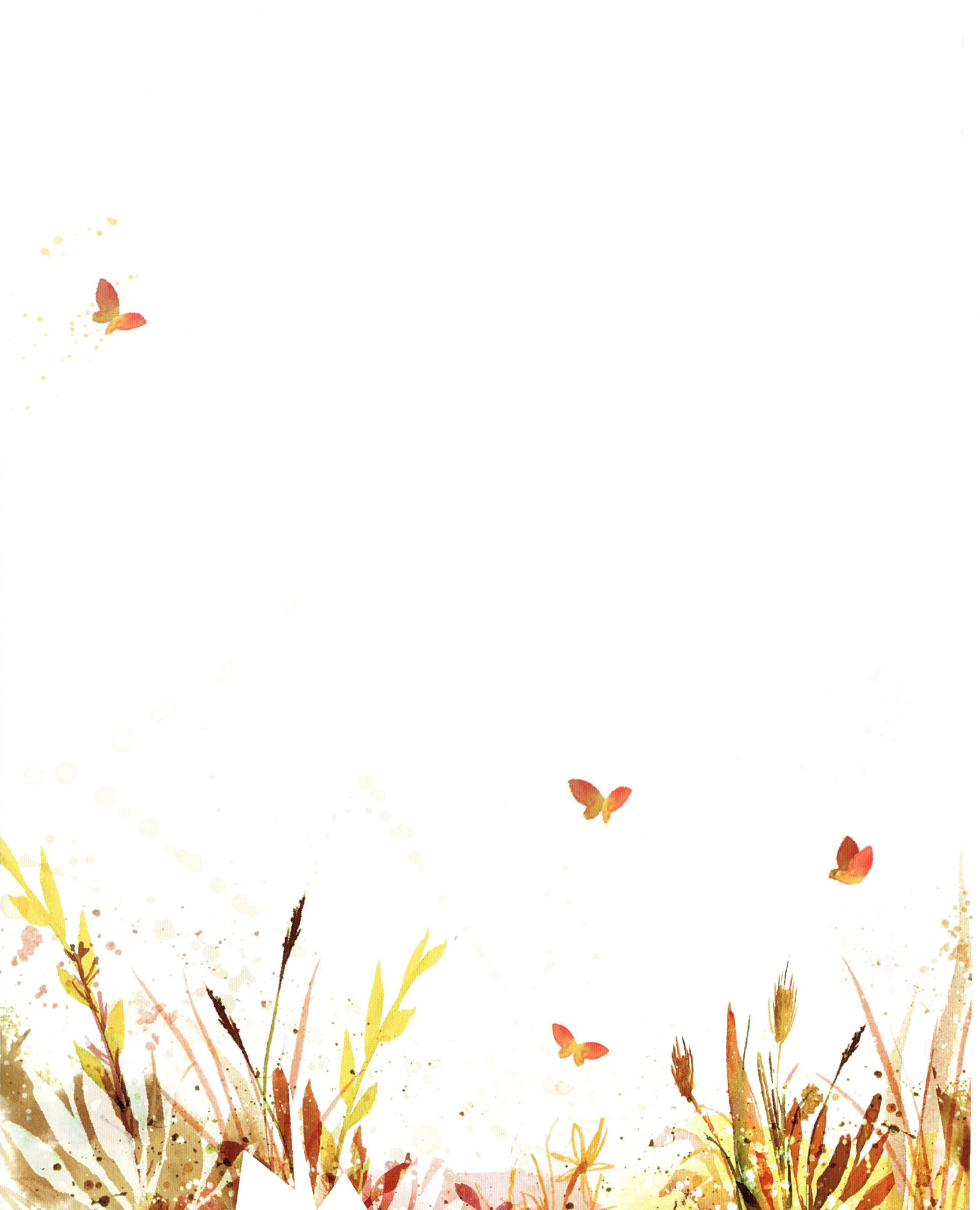

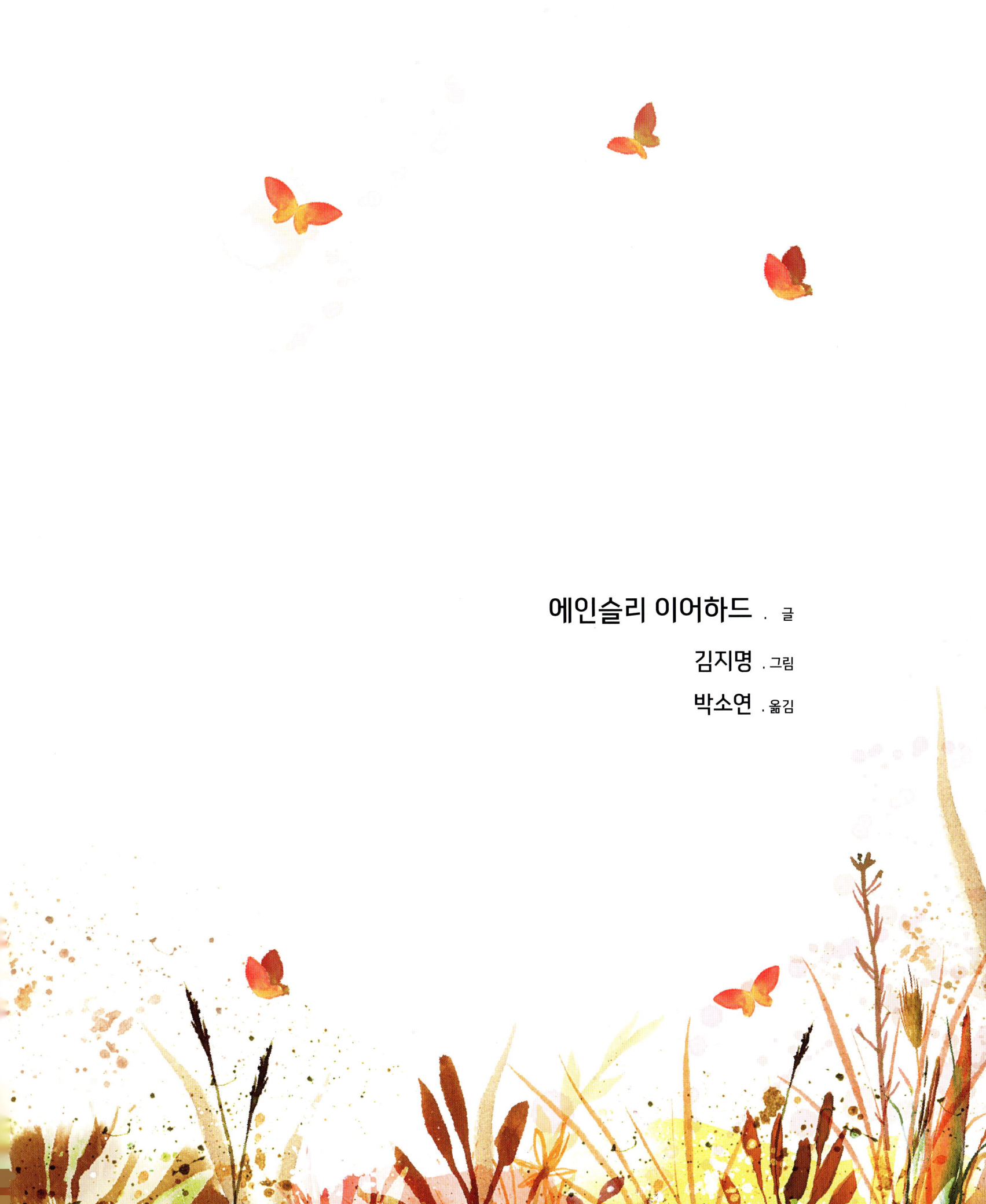

에인슬리 이어하드 · 글

김지명 · 그림

박소연 · 옮김

소중한 아가야,
네가 나에게 오던 날,
엄마는 멋진 꿈을 꾸었어.

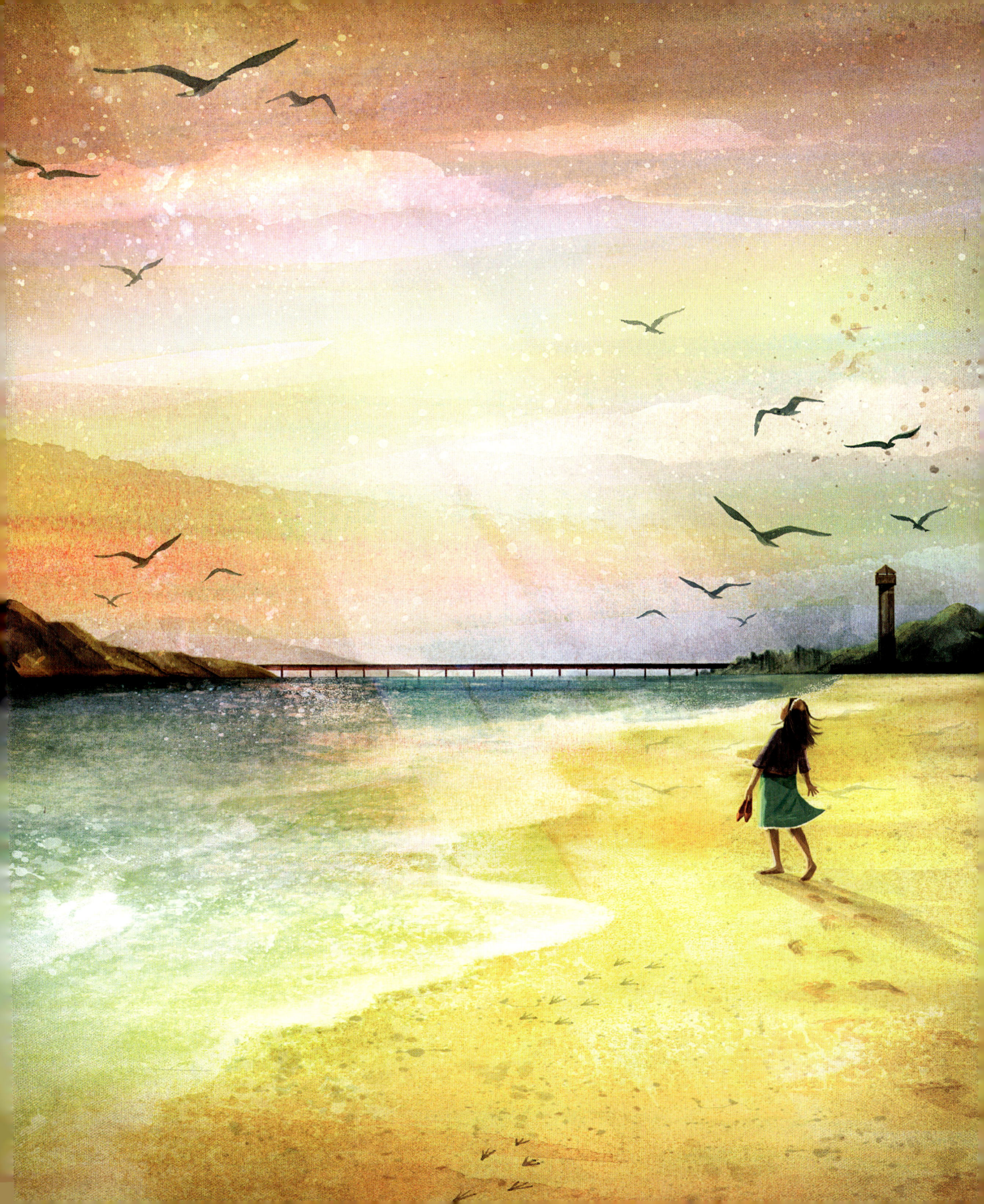

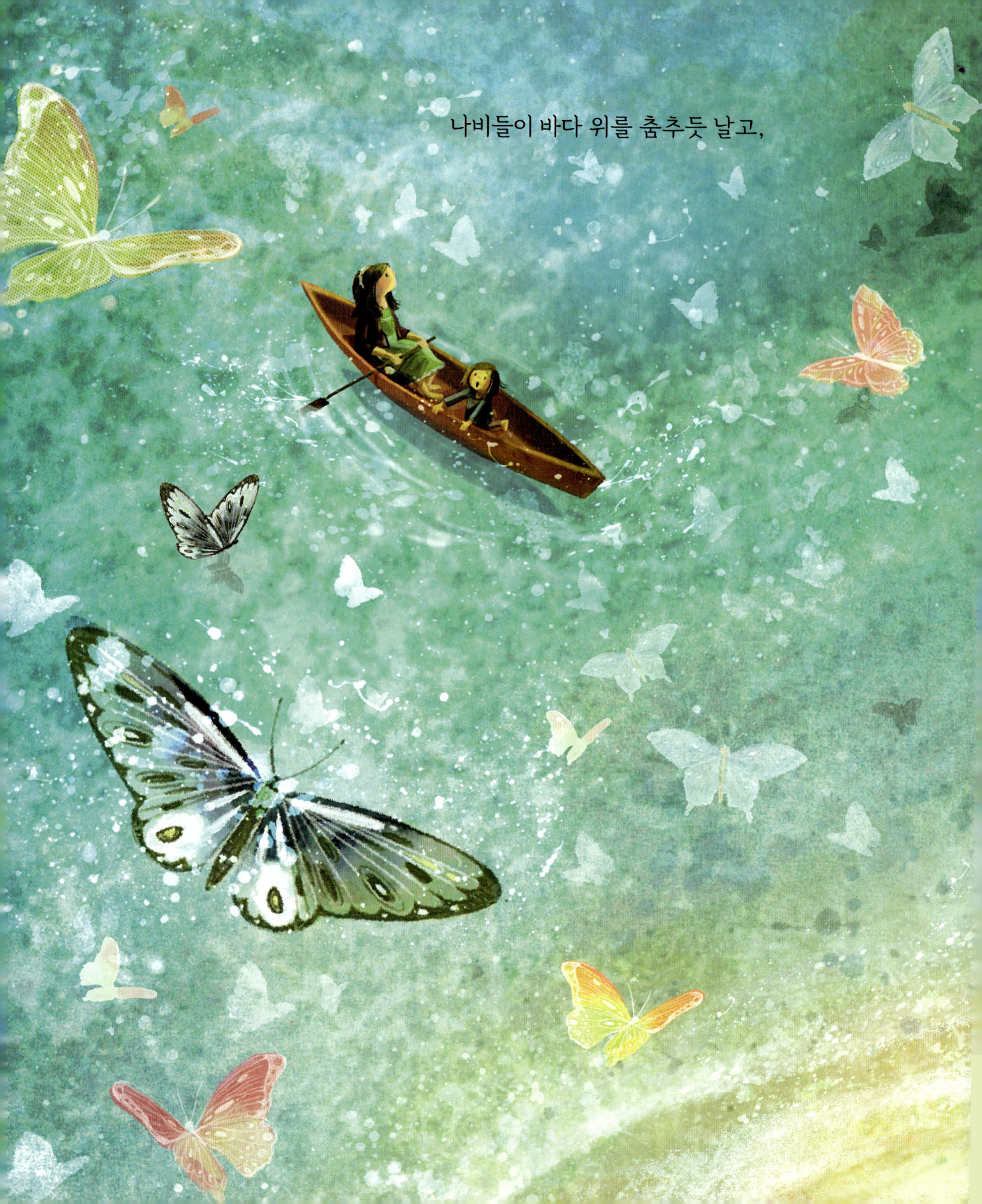
나비들이 바다 위를 춤추듯 날고,

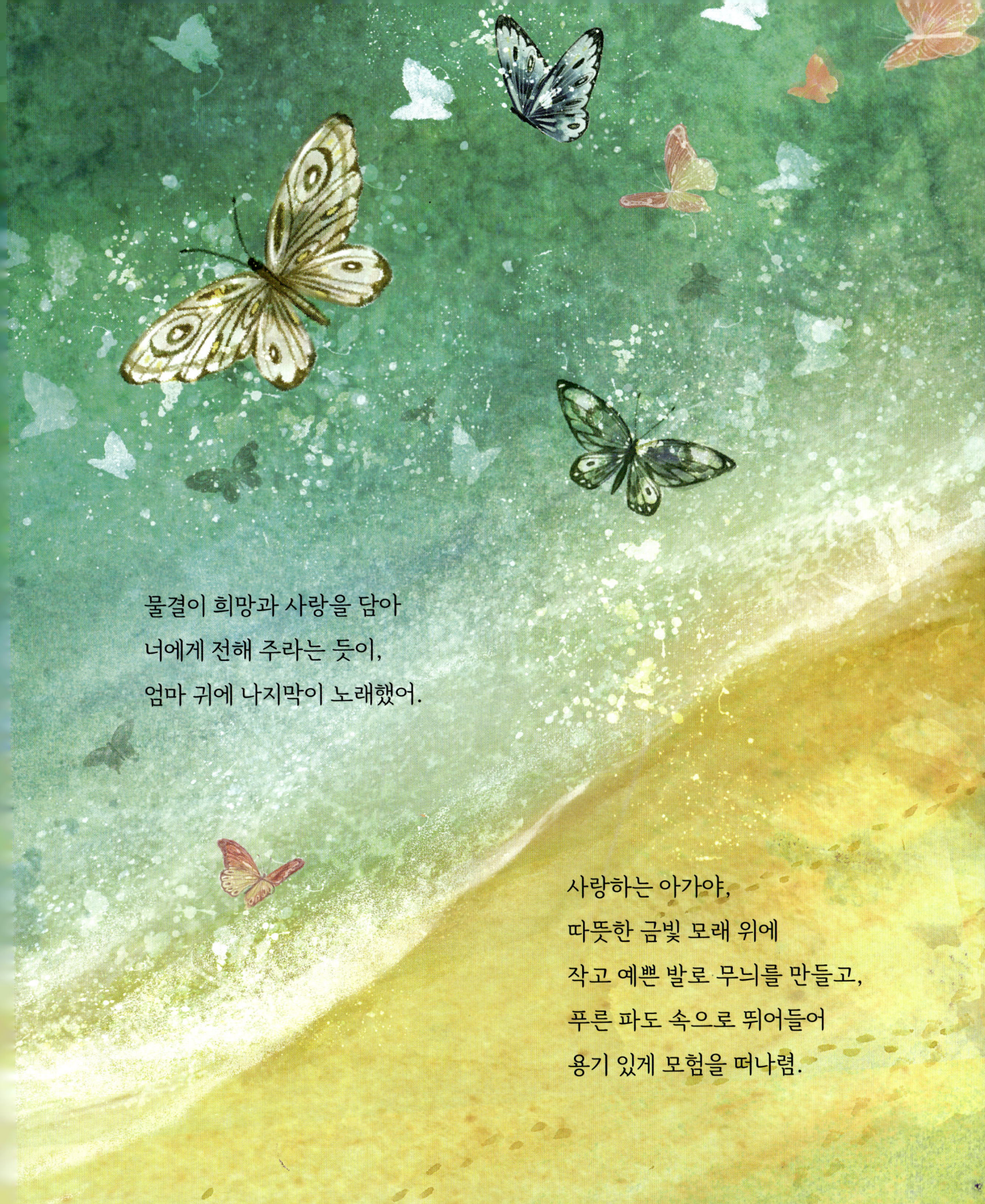

물결이 희망과 사랑을 담아
너에게 전해 주라는 듯이,
엄마 귀에 나지막이 노래했어.

사랑하는 아가야,
따뜻한 금빛 모래 위에
작고 예쁜 발로 무늬를 만들고,
푸른 파도 속으로 뛰어들어
용기 있게 모험을 떠나렴.

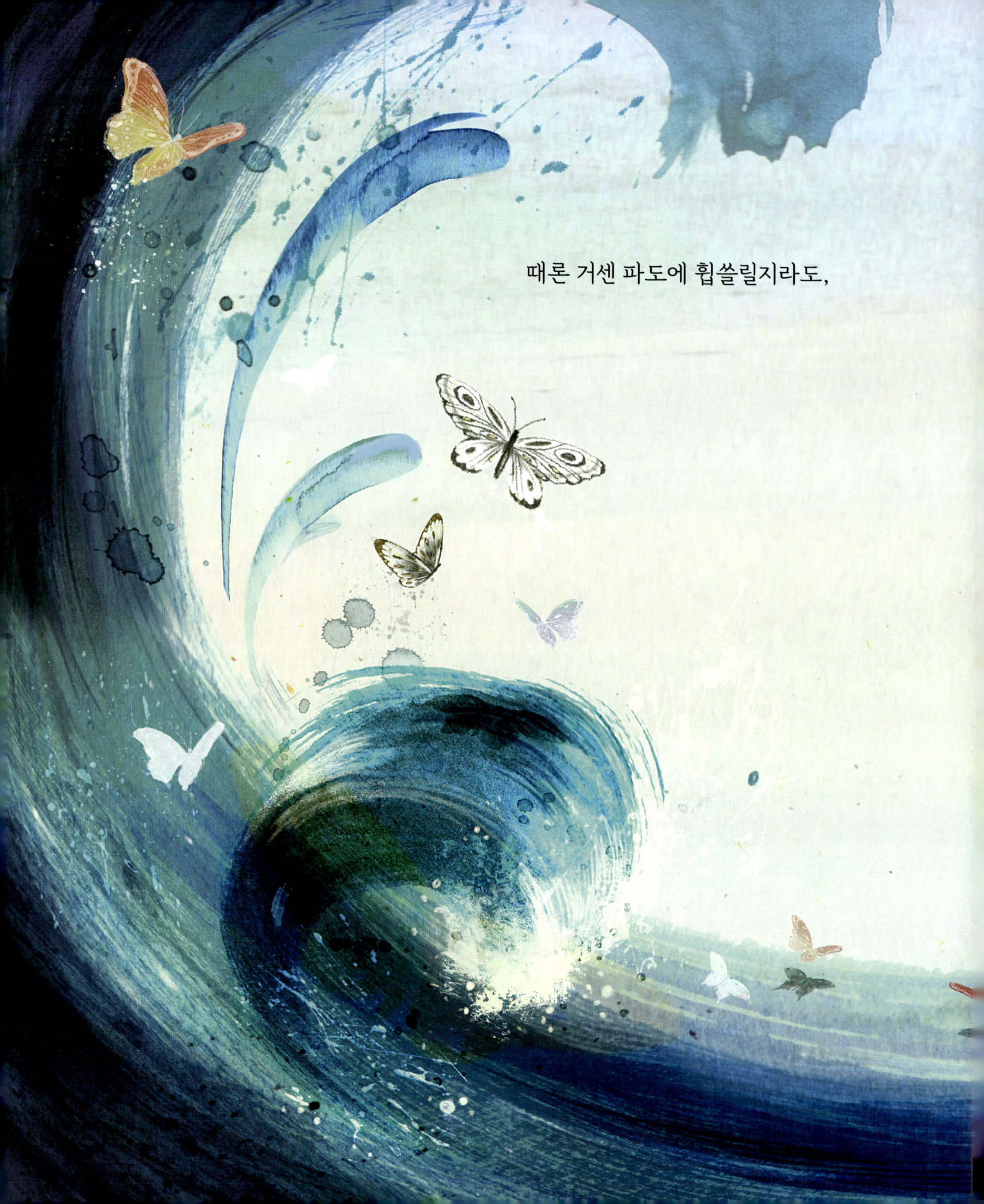
때론 거센 파도에 휩쓸릴지라도,

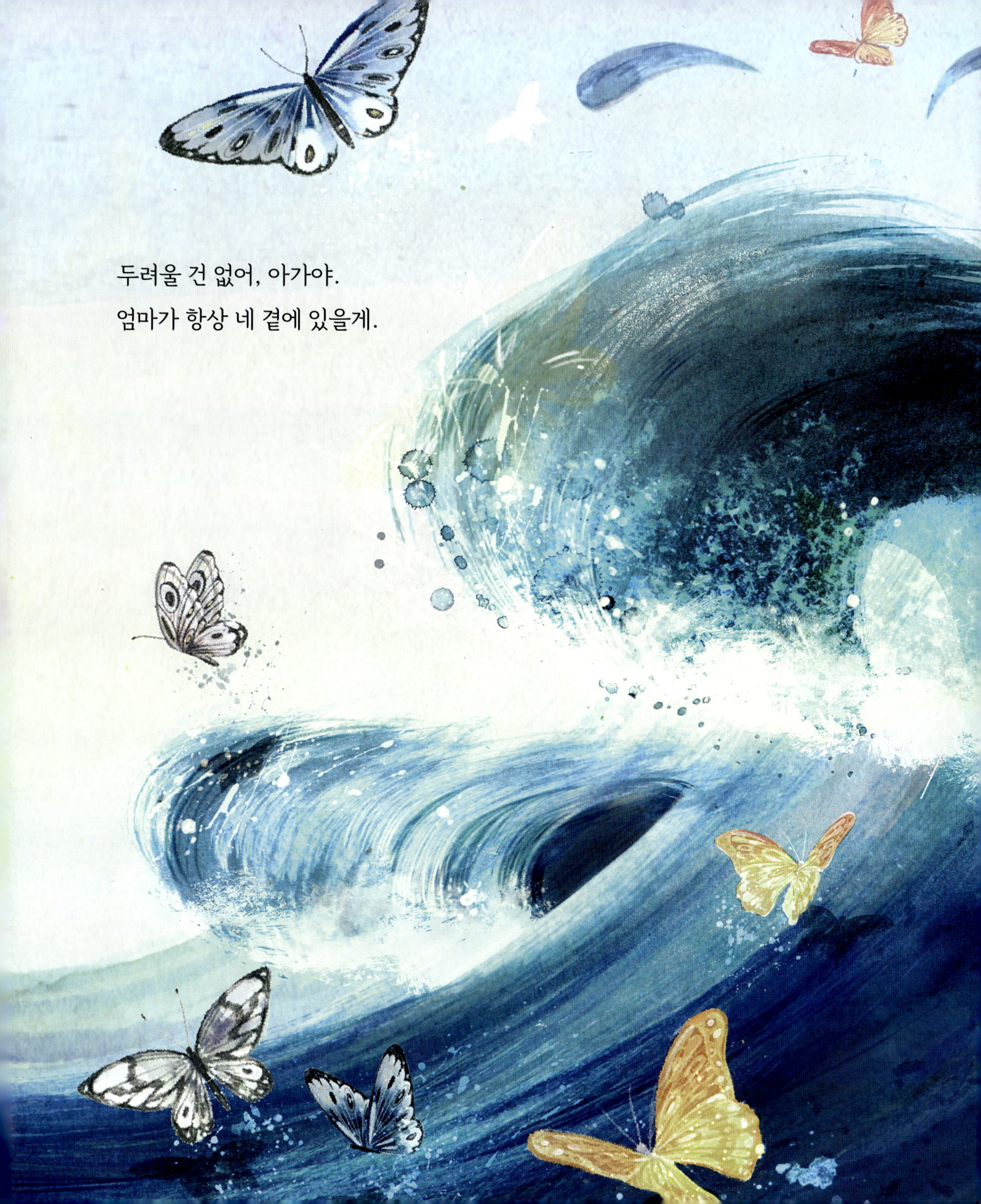

두려울 건 없어, 아가야.
엄마가 항상 네 곁에 있을게.

햇살 같은 아가야,
네가 나에게 오던 날,
엄마는 아름다운 꿈을 꾸었어.

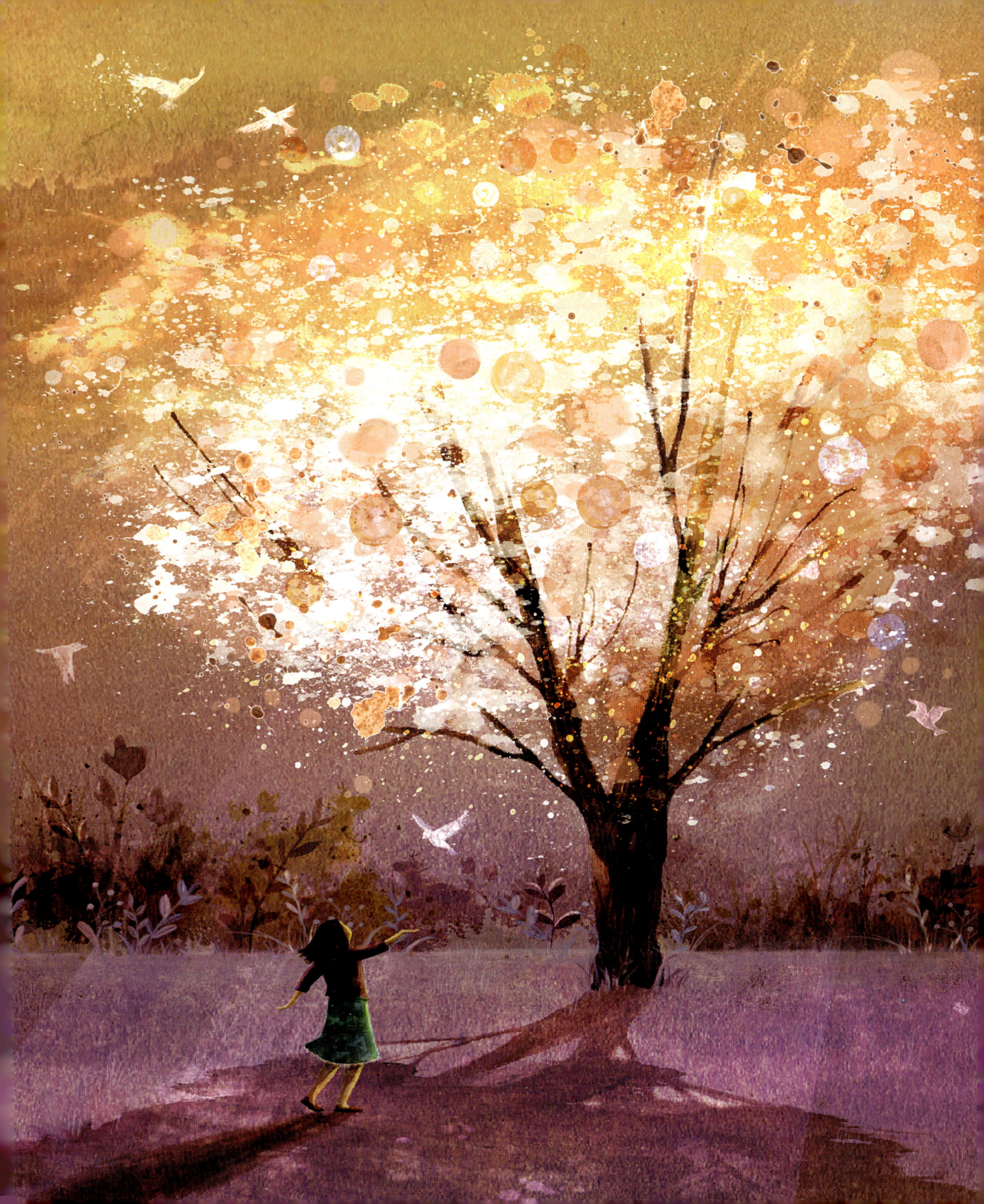

푸른 잎사귀들이 화음을 맞춰
희망의 노래를 부르고,
용기를 북돋우는 시를 들려줘
그냥 지나칠 수 없었어.

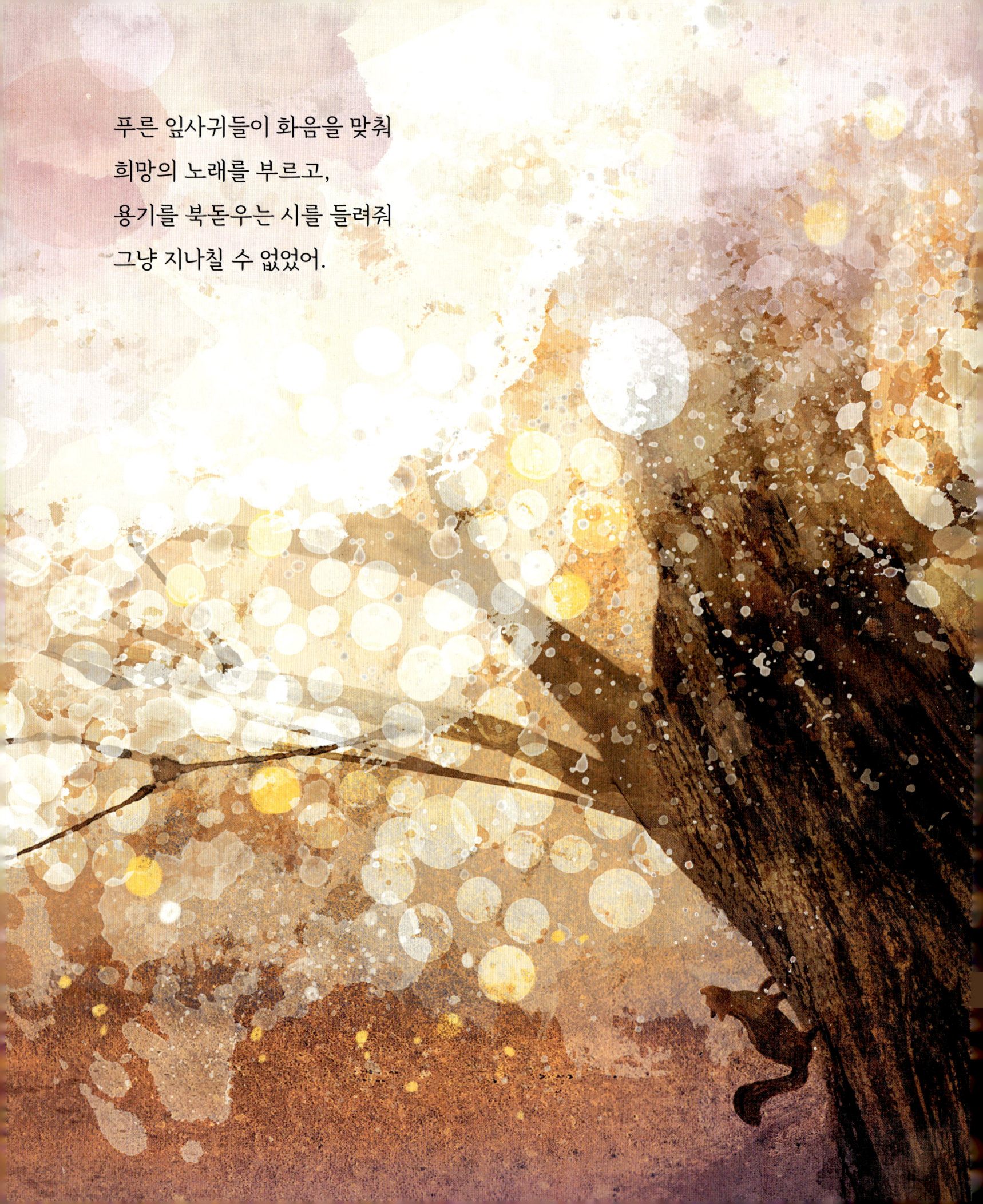

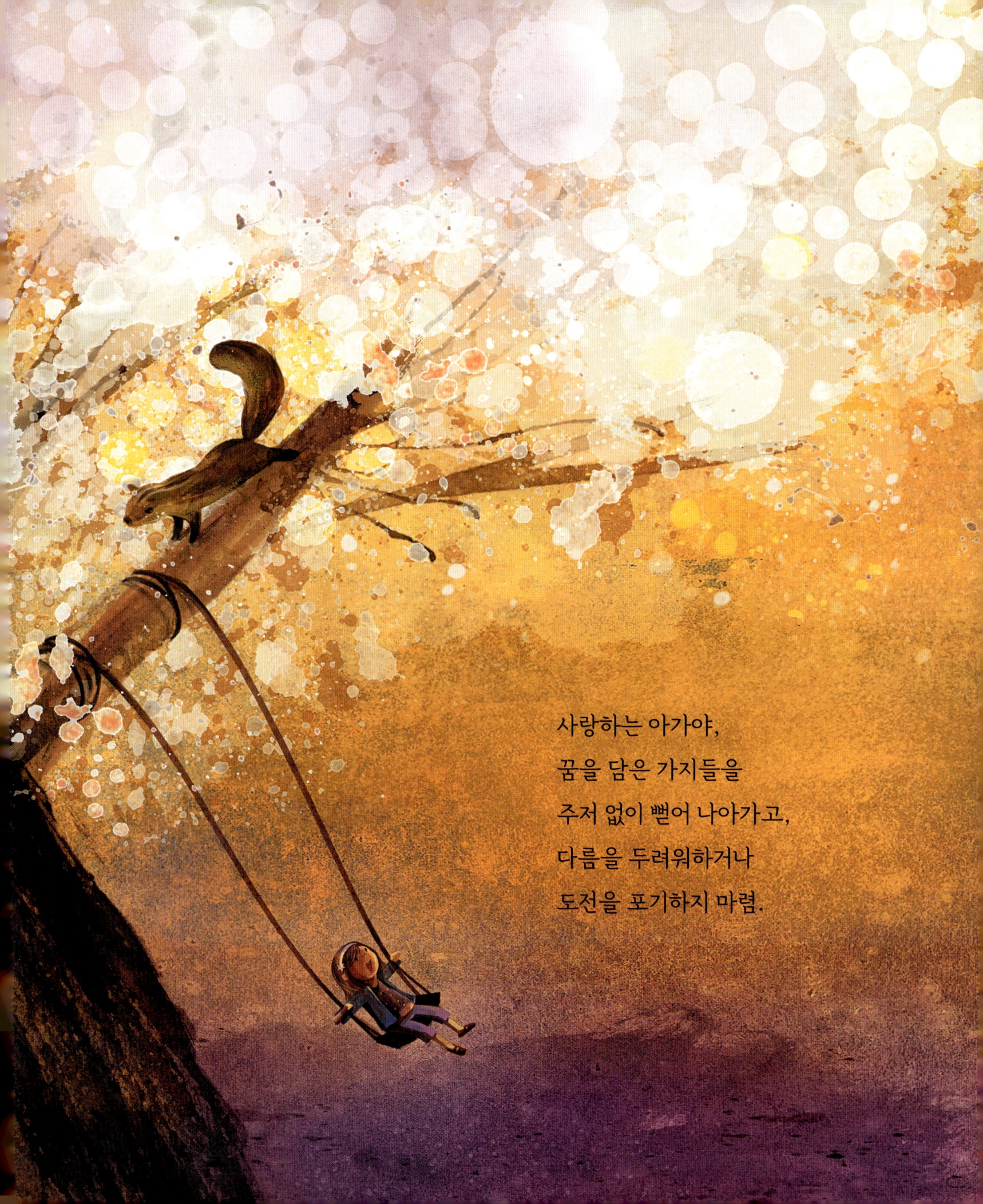

사랑하는 아가야,
꿈을 담은 가지들을
주저 없이 뻗어 나아가고,
다름을 두려워하거나
도전을 포기하지 마렴.

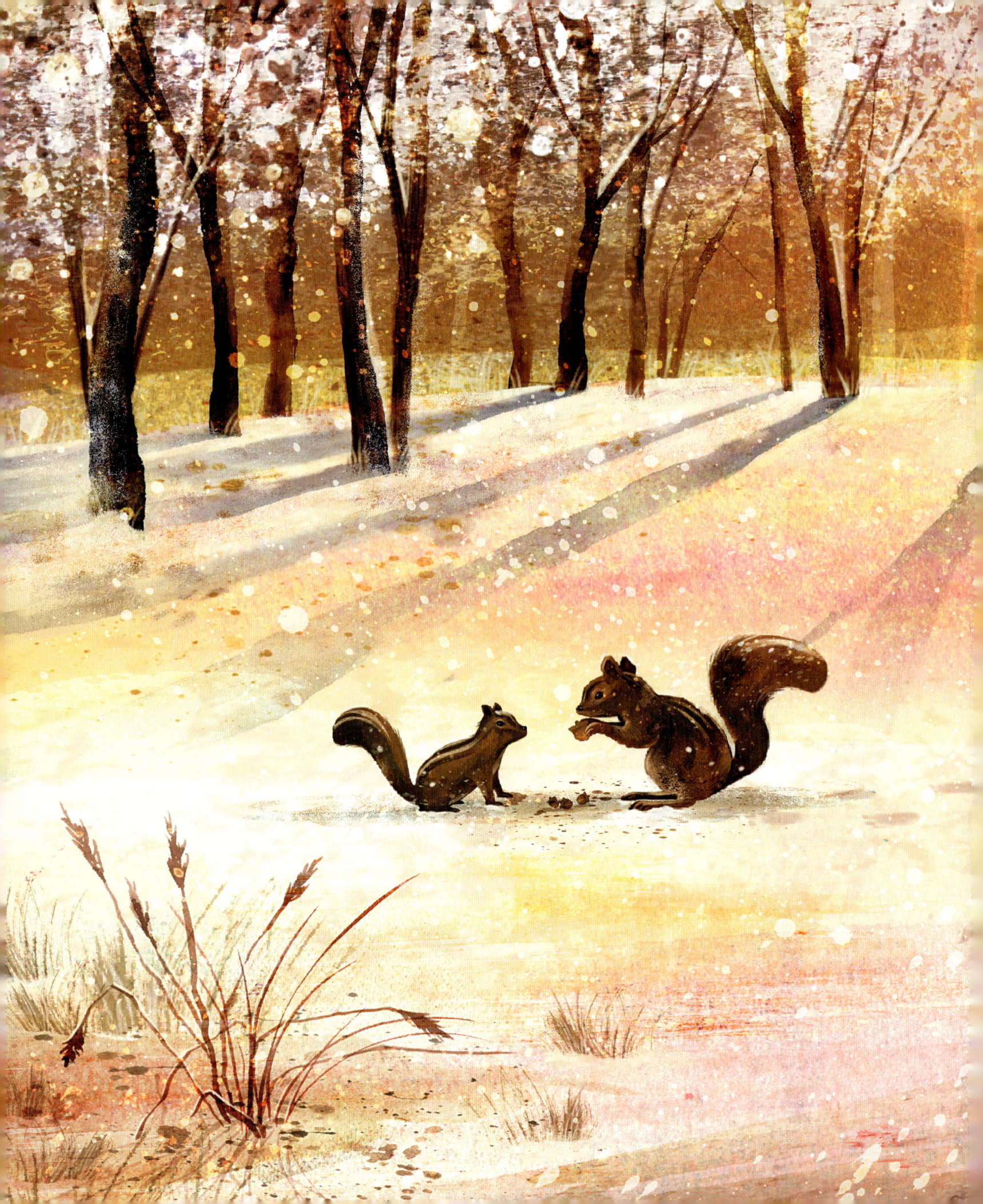

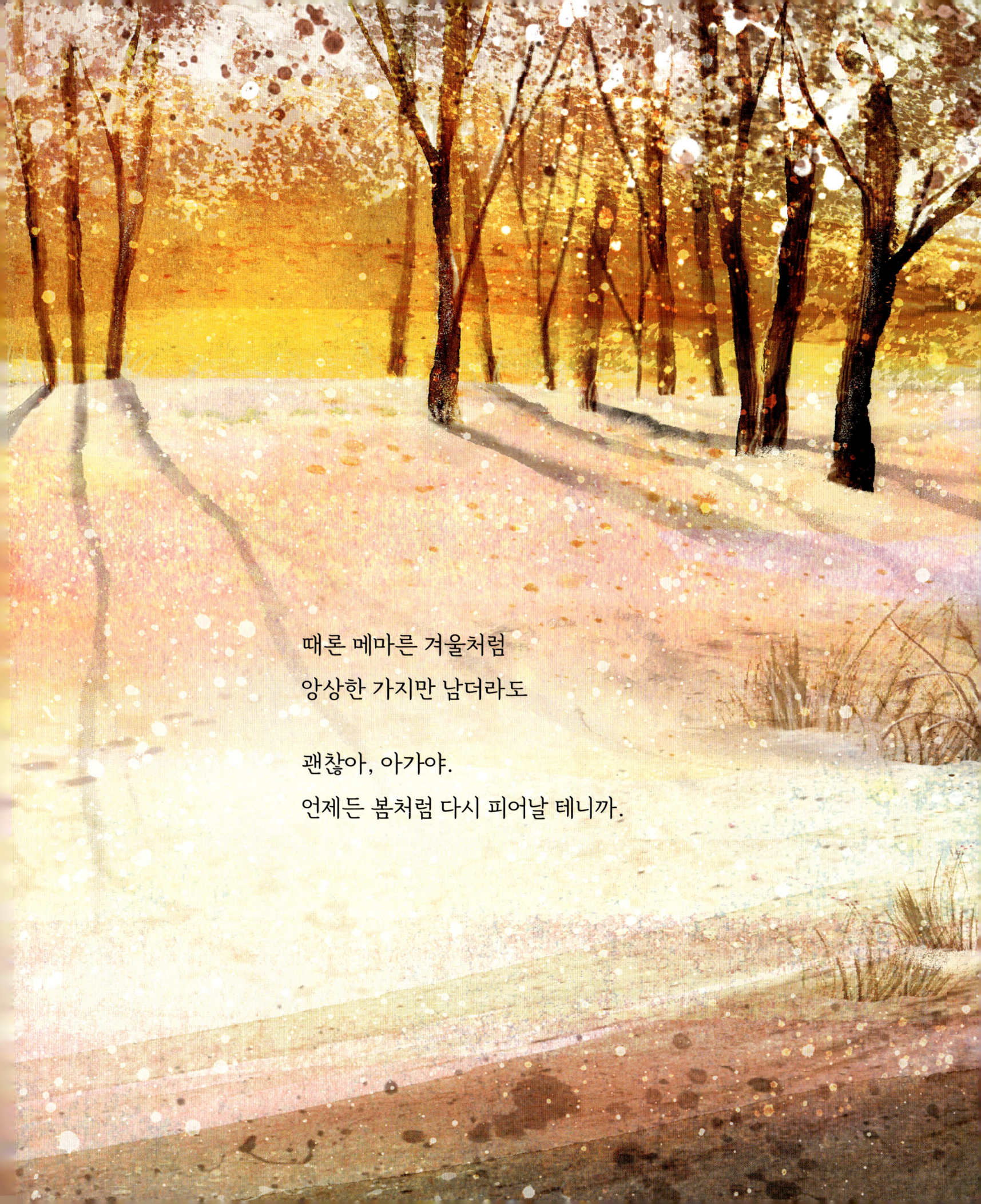

때론 메마른 겨울처럼
앙상한 가지만 남더라도

괜찮아, 아가야.
언제든 봄처럼 다시 피어날 테니까.

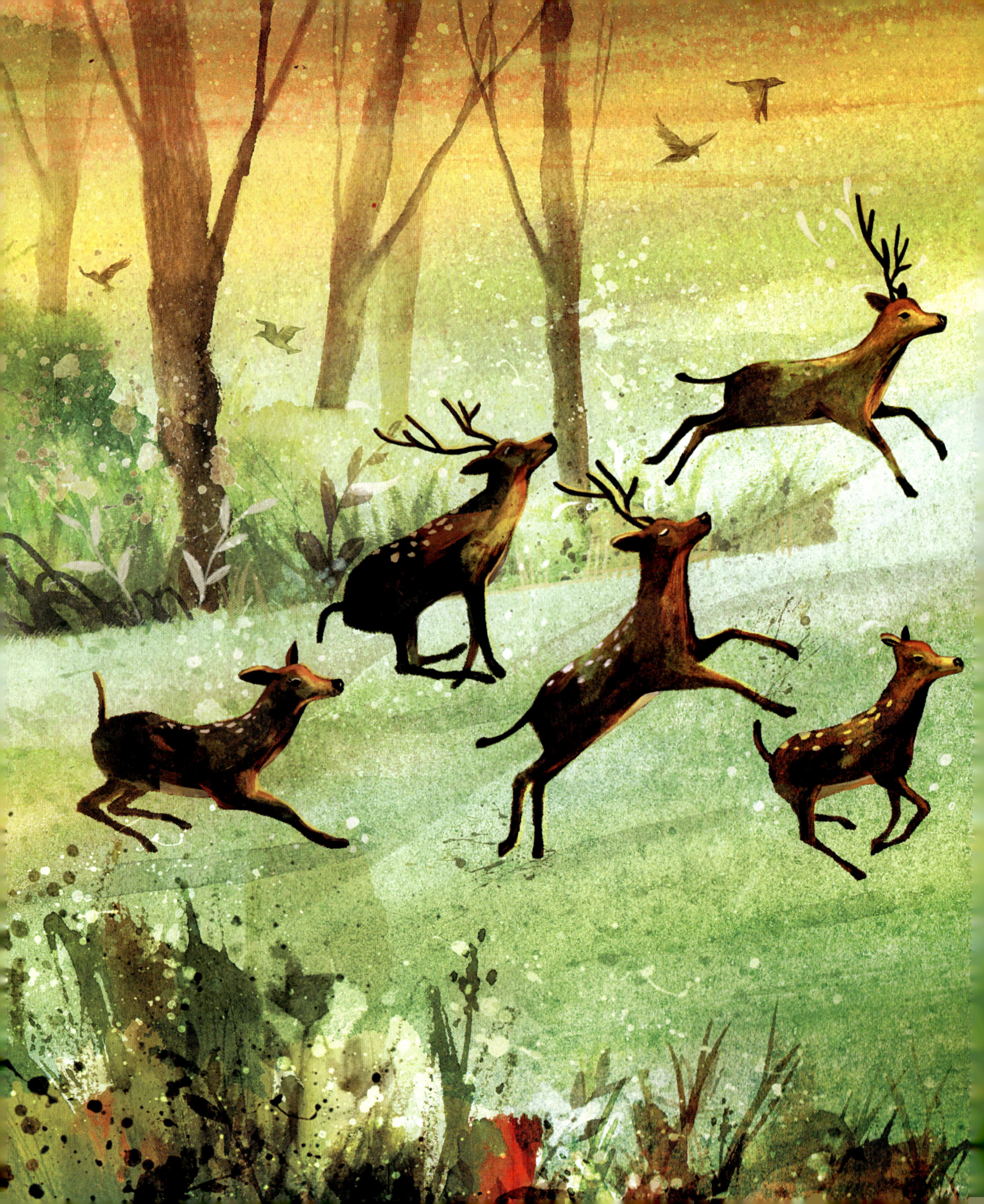

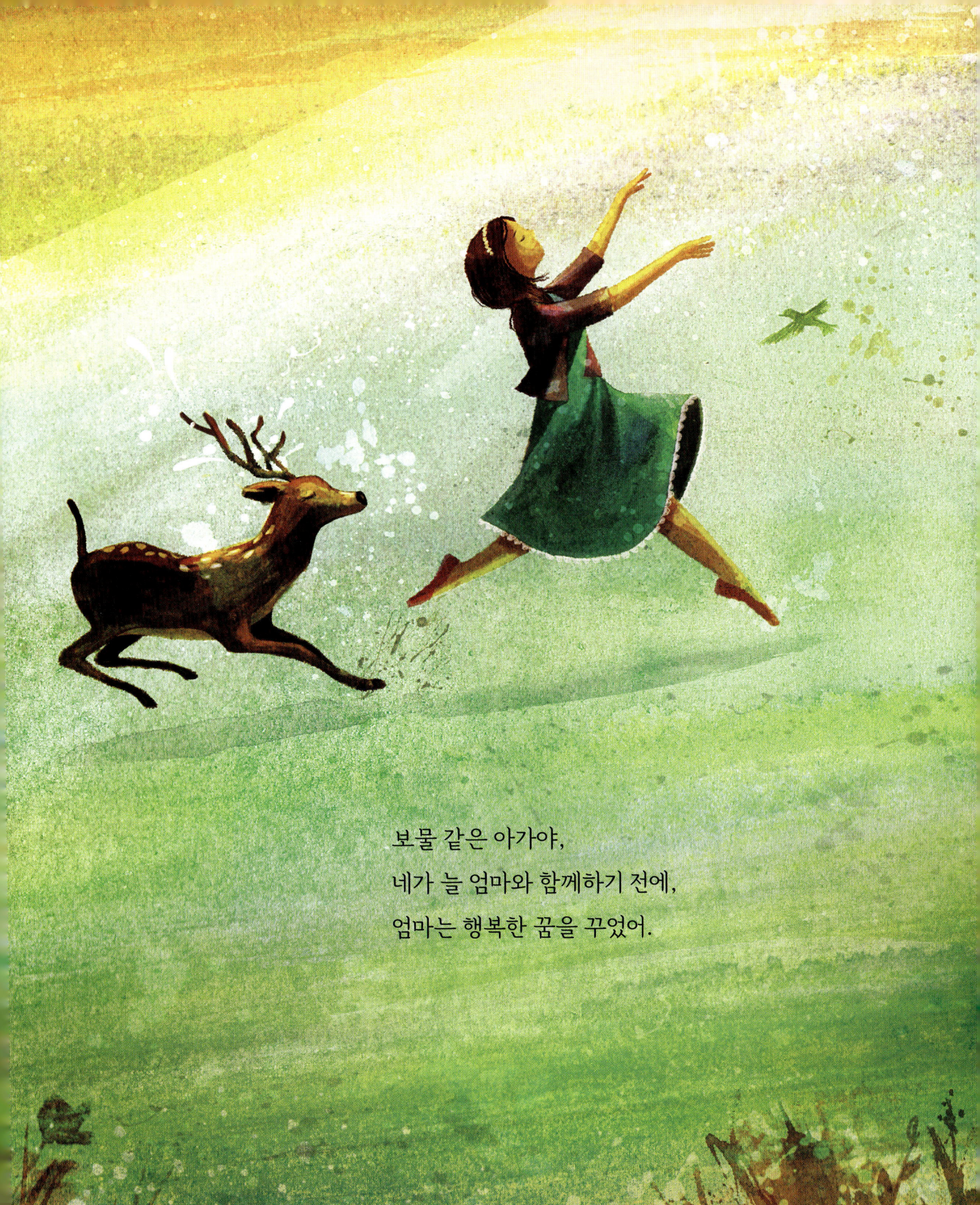

보물 같은 아가야,
네가 늘 엄마와 함께하기 전에,
엄마는 행복한 꿈을 꾸었어.

사슴들을 따라 들어간 숲속에서
바위 언덕들이 비밀을 속삭였지.
언젠가 어려움이 생겨도
너는 훌륭하게 이겨 낼 거라는
애정 깃든 속삭임이었어.

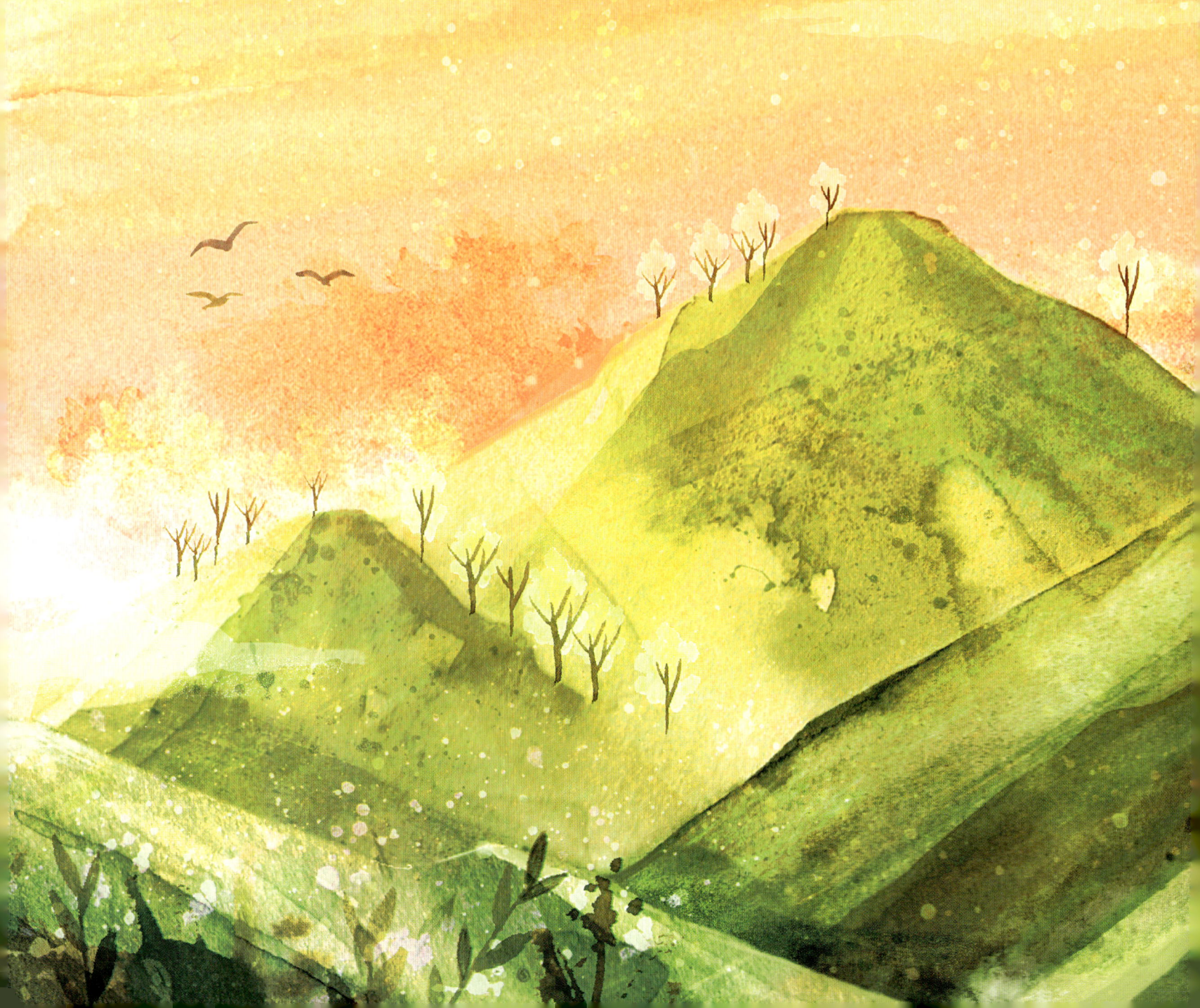

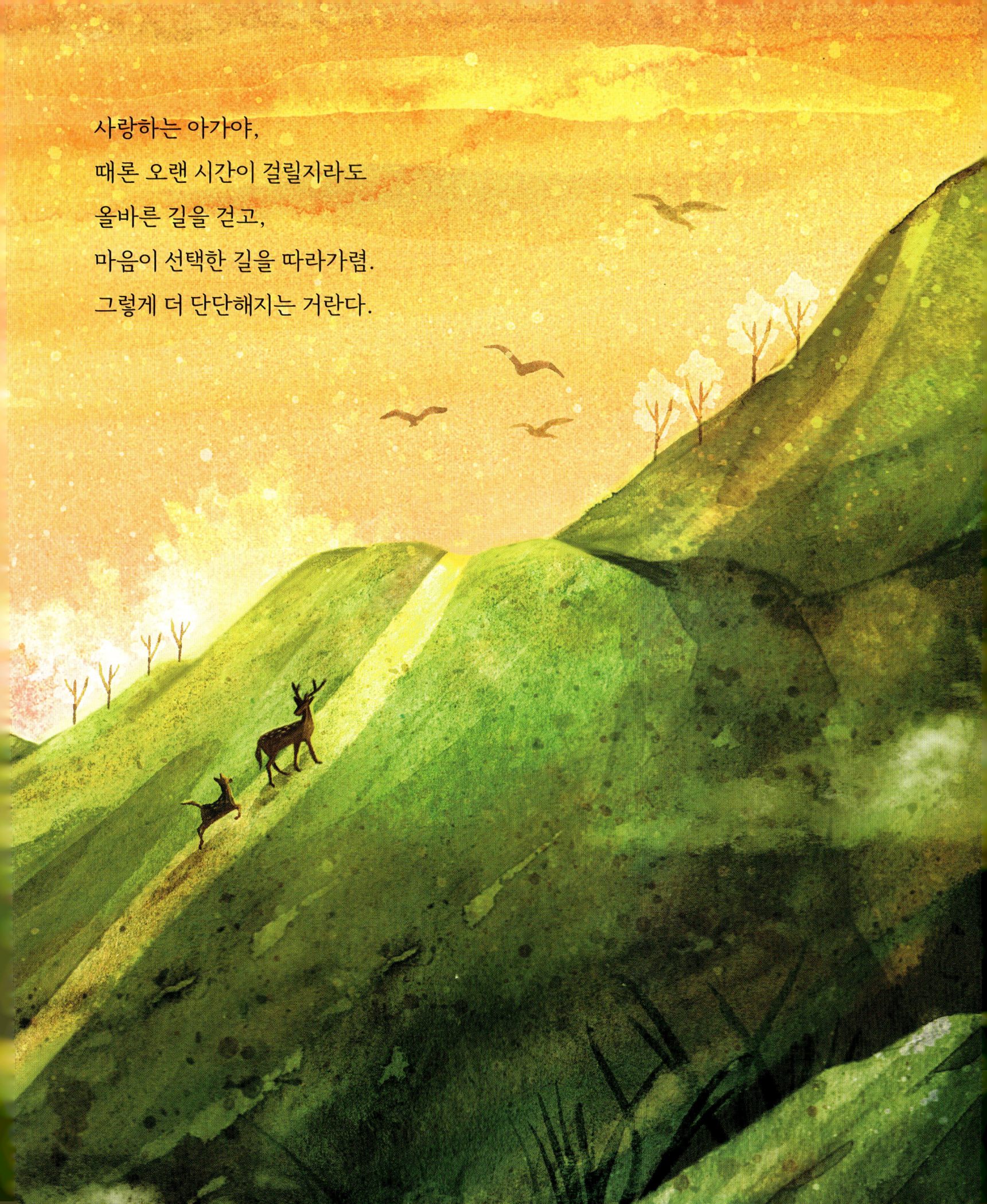

사랑하는 아가야,
때론 오랜 시간이 걸릴지라도
올바른 길을 걷고,
마음이 선택한 길을 따라가렴.
그렇게 더 단단해지는 거란다.

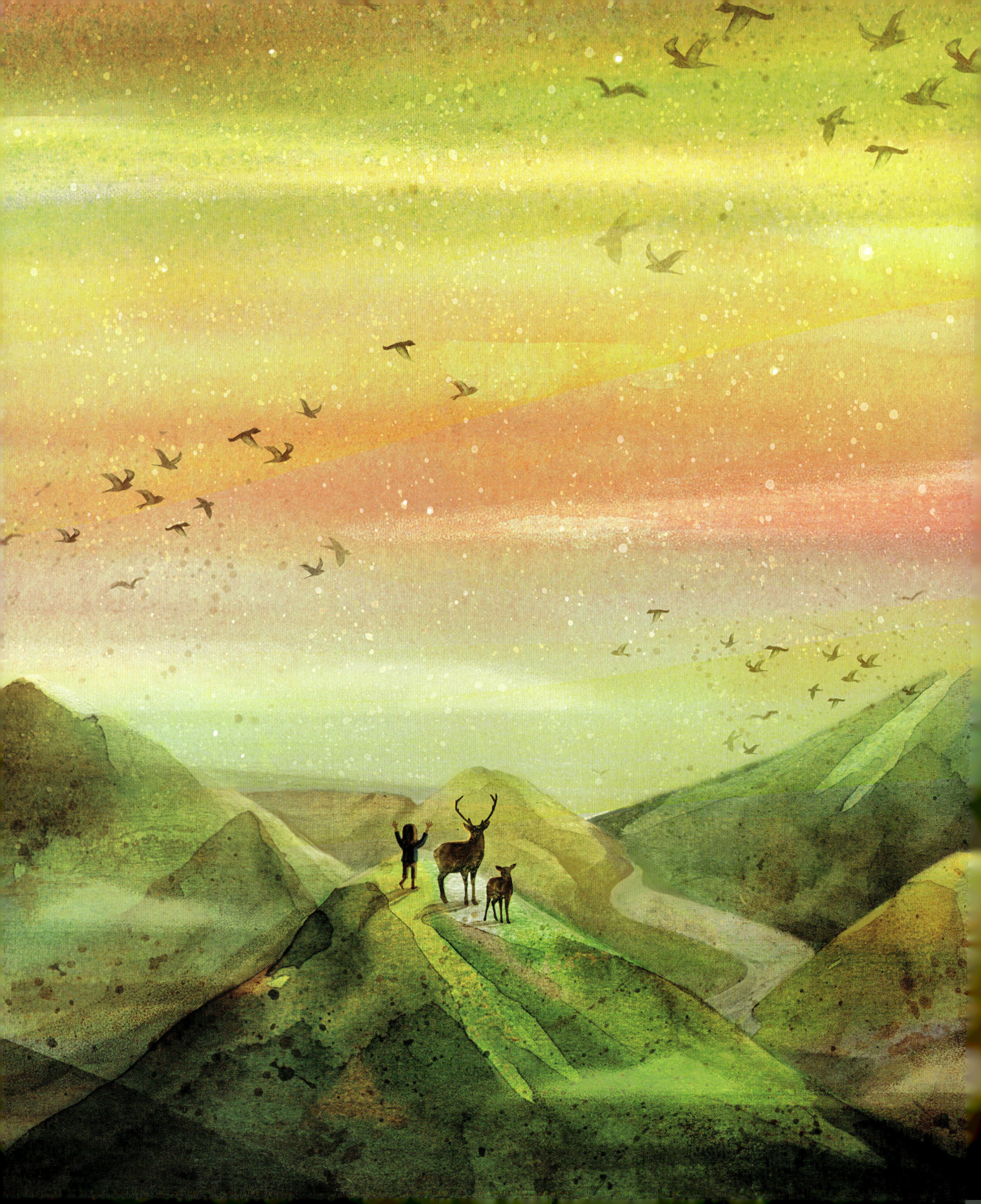

혹 길 위에서 발을 헛딛거나
길이 가팔라지더라도,

용기를 내렴, 아가야.
네 자신을 믿고
앞으로 나아가면 된단다.

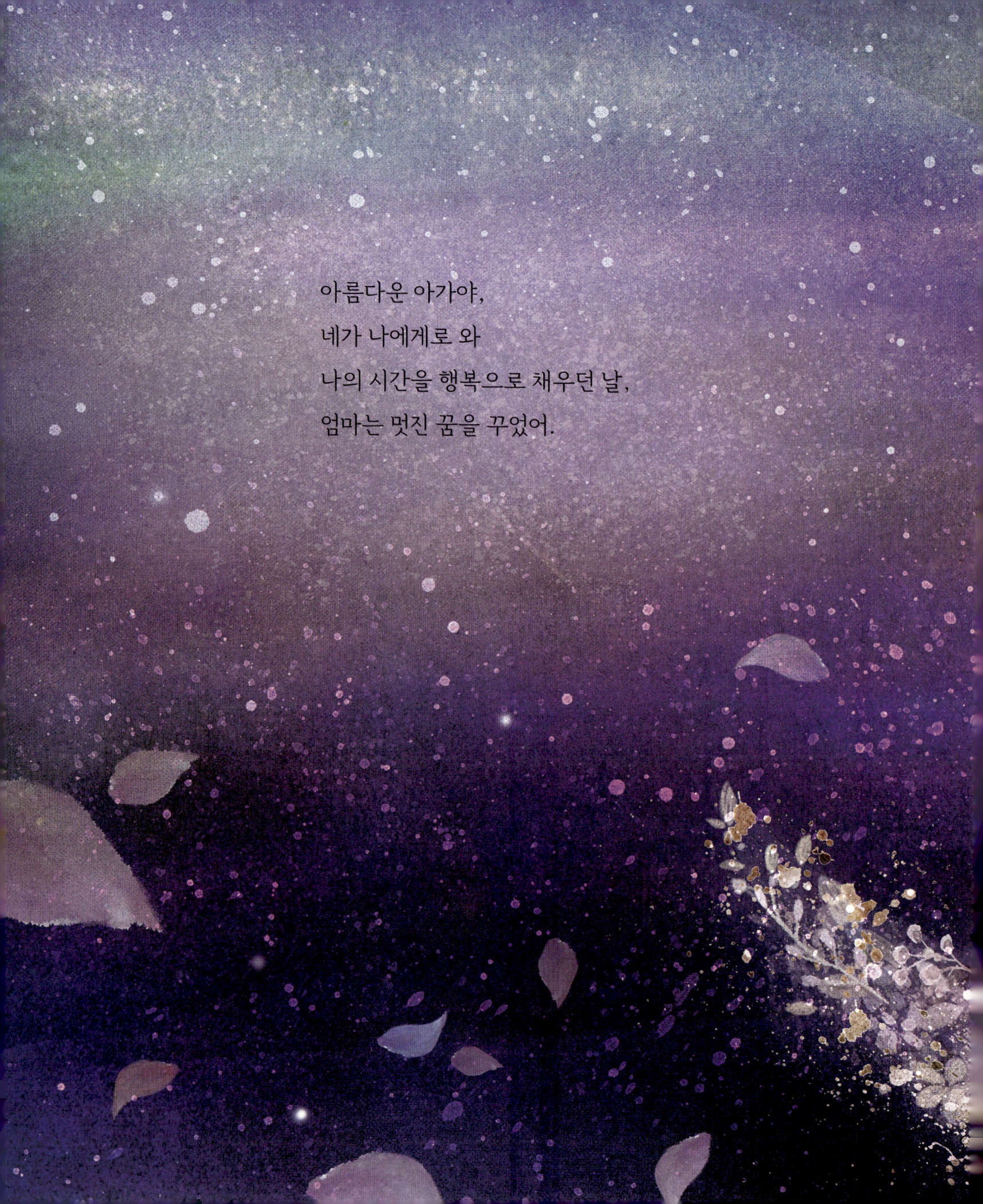

아름다운 아가야,
네가 나에게로 와
나의 시간을 행복으로 채우던 날,
엄마는 멋진 꿈을 꾸었어.

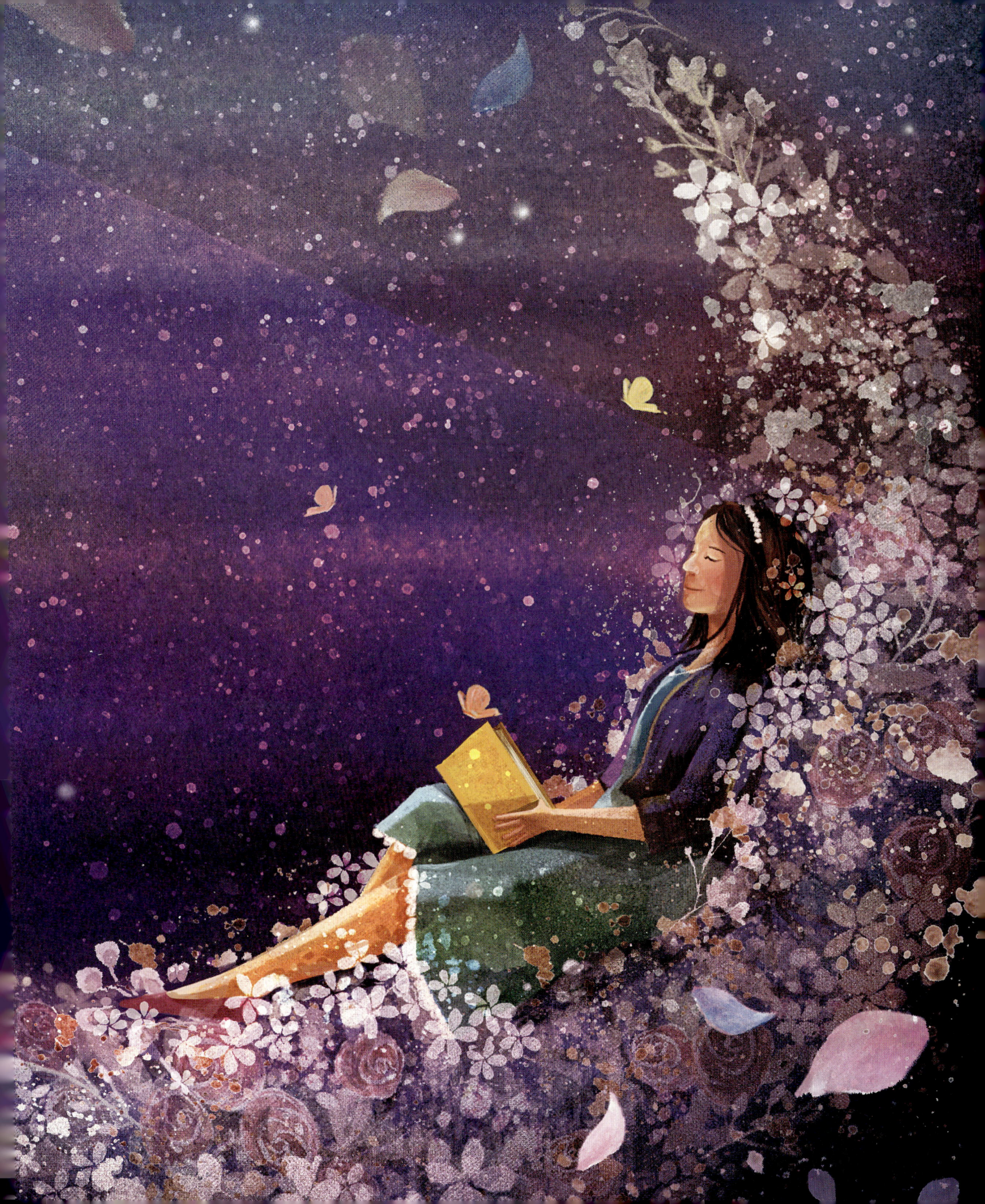

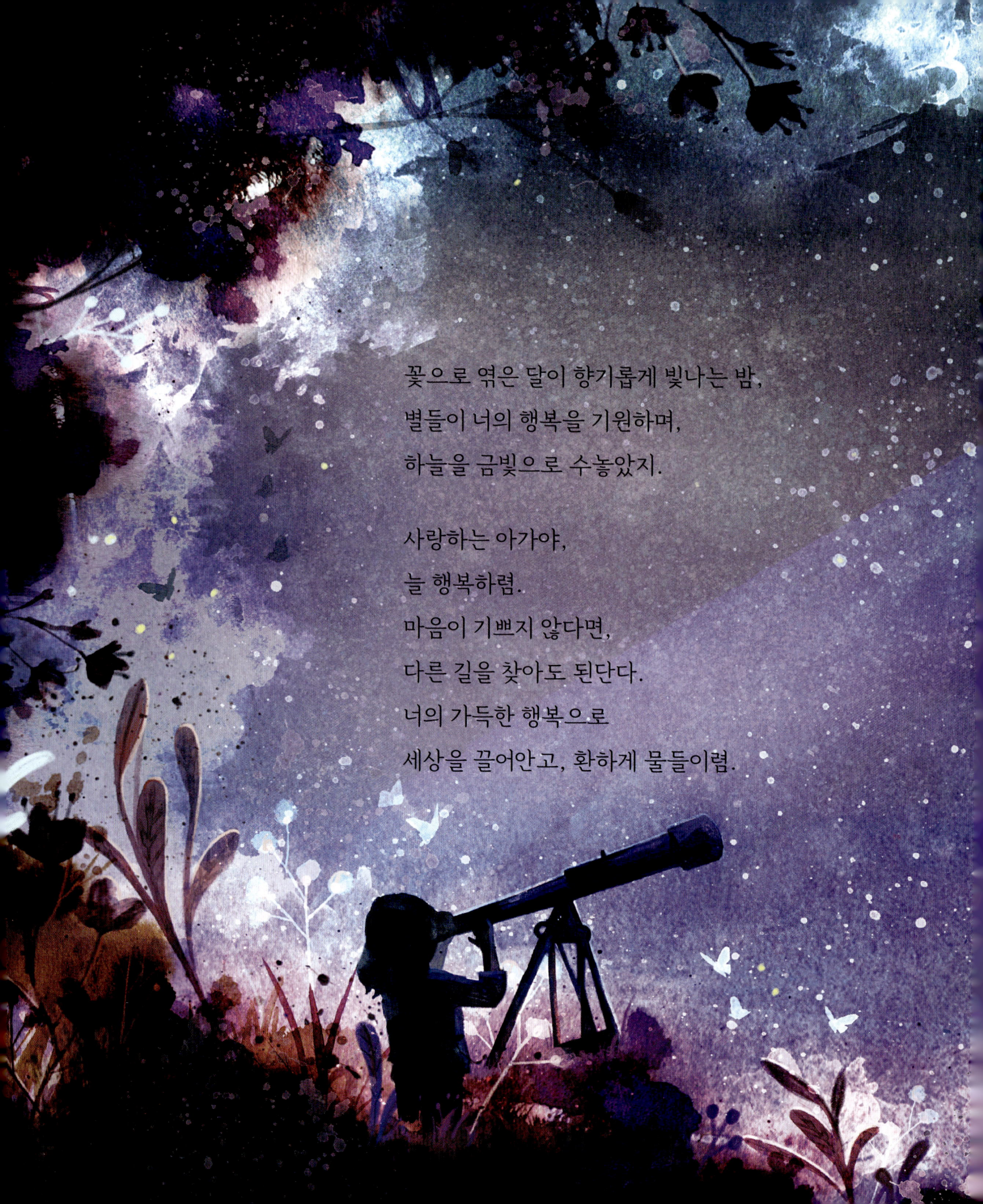

꽃으로 엮은 달이 향기롭게 빛나는 밤,
별들이 너의 행복을 기원하며,
하늘을 금빛으로 수놓았지.

사랑하는 아가야,
늘 행복하렴..
마음이 기쁘지 않다면,
다른 길을 찾아도 된단다.
너의 가득한 행복으로
세상을 끌어안고, 환하게 물들이렴.

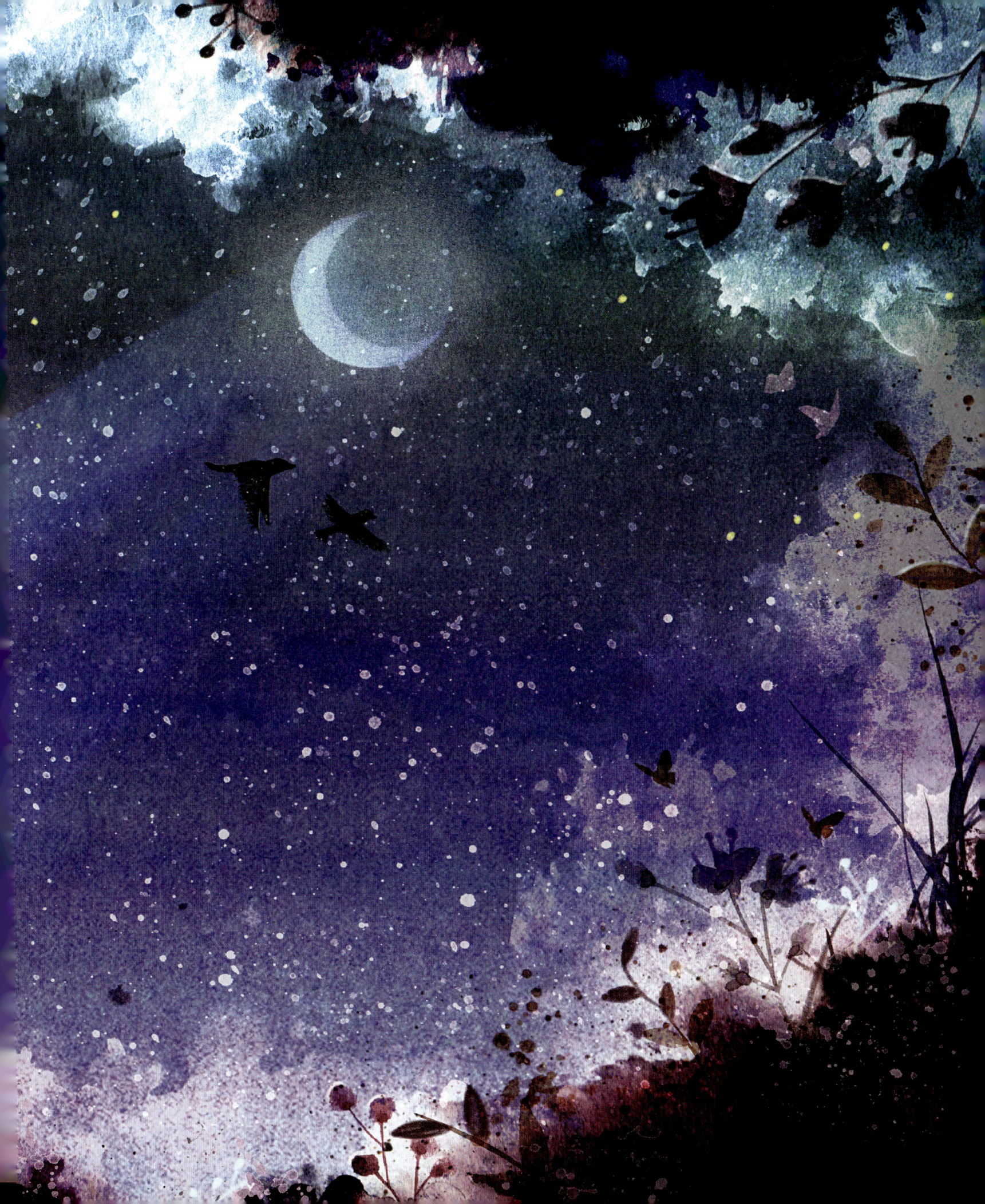

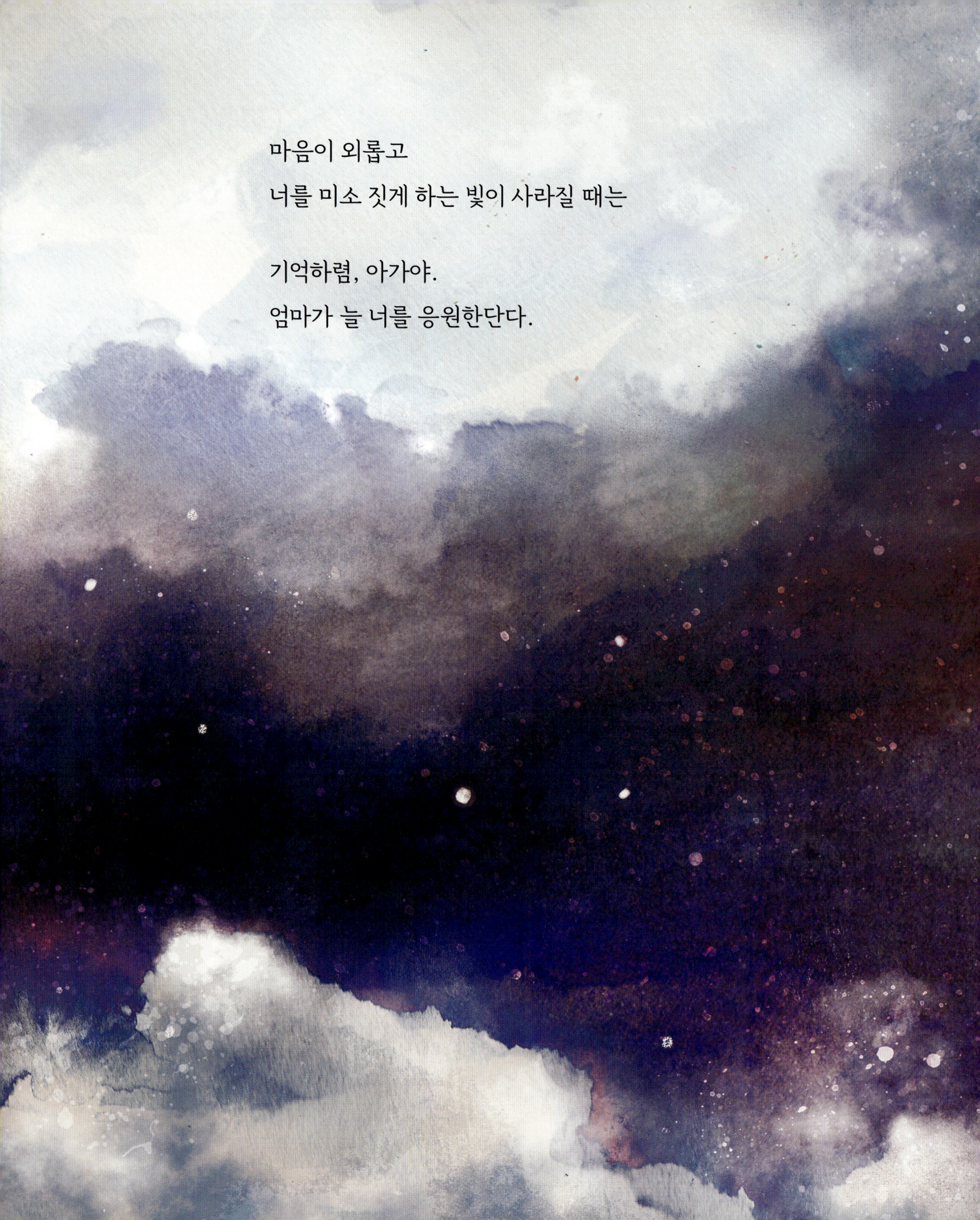

마음이 외롭고
너를 미소 짓게 하는 빛이 사라질 때는

기억하렴, 아가야.
엄마가 늘 너를 응원한단다.

엄마가 이 놀라운 꿈에서 깨려 할 때
하늘에서 사랑의 비가 내렸어.
그래, 포근하고 행복한 사랑의 비가 내렸지.

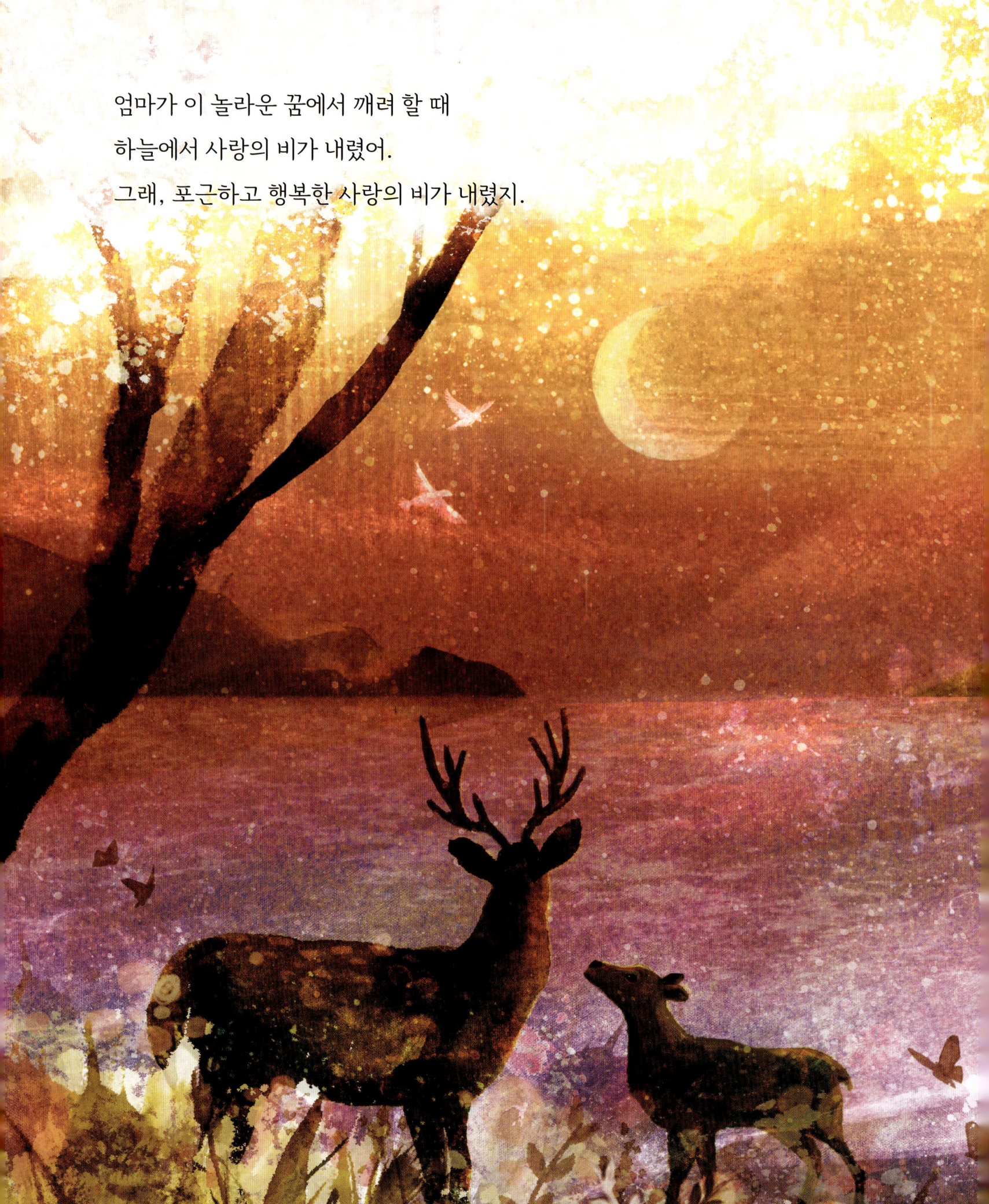

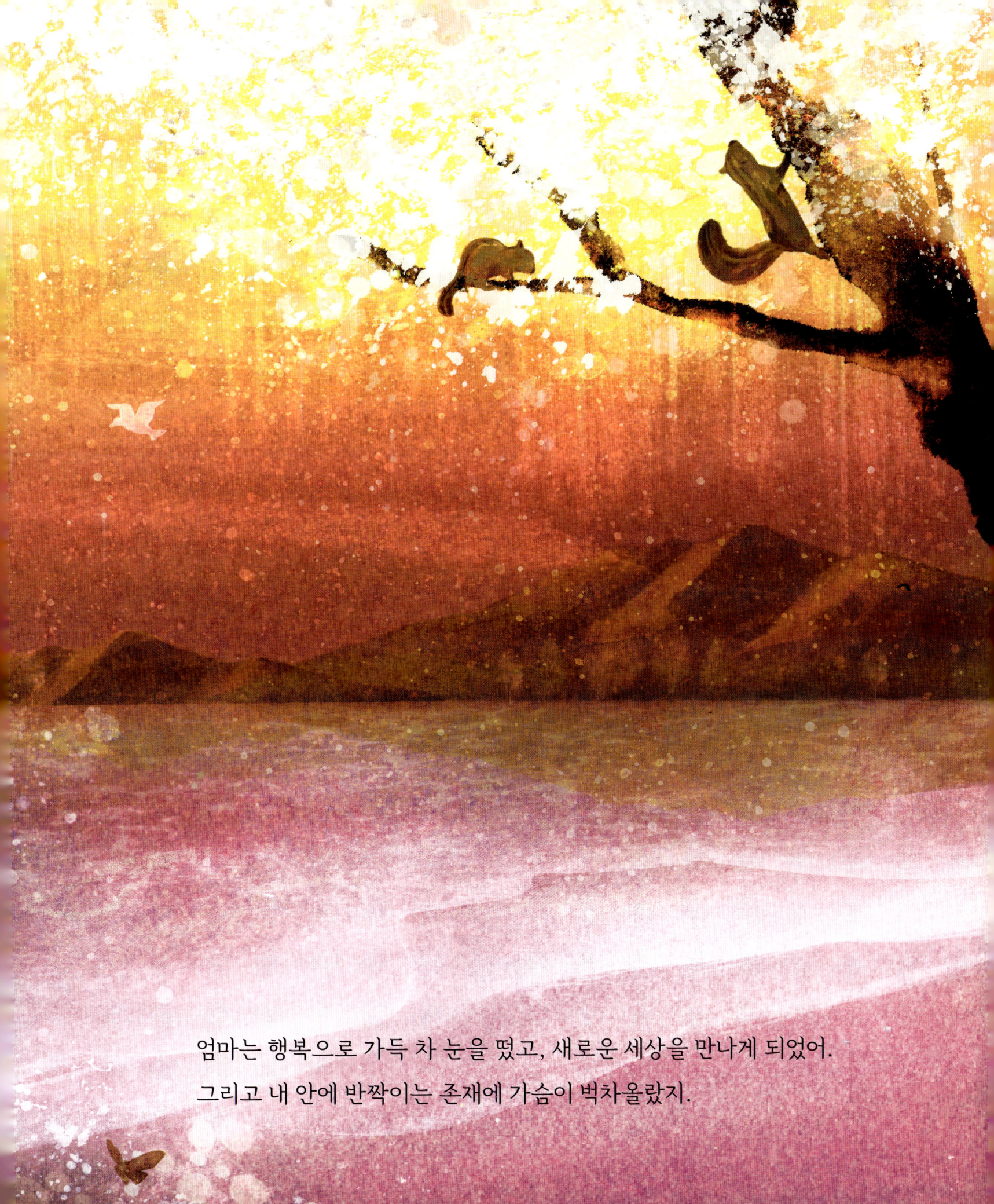

엄마는 행복으로 가득 차 눈을 떴고, 새로운 세상을 만나게 되었어.
그리고 내 안에 반짝이는 존재에 가슴이 벅차올랐지.

그렇게 너는 나에게 왔단다.

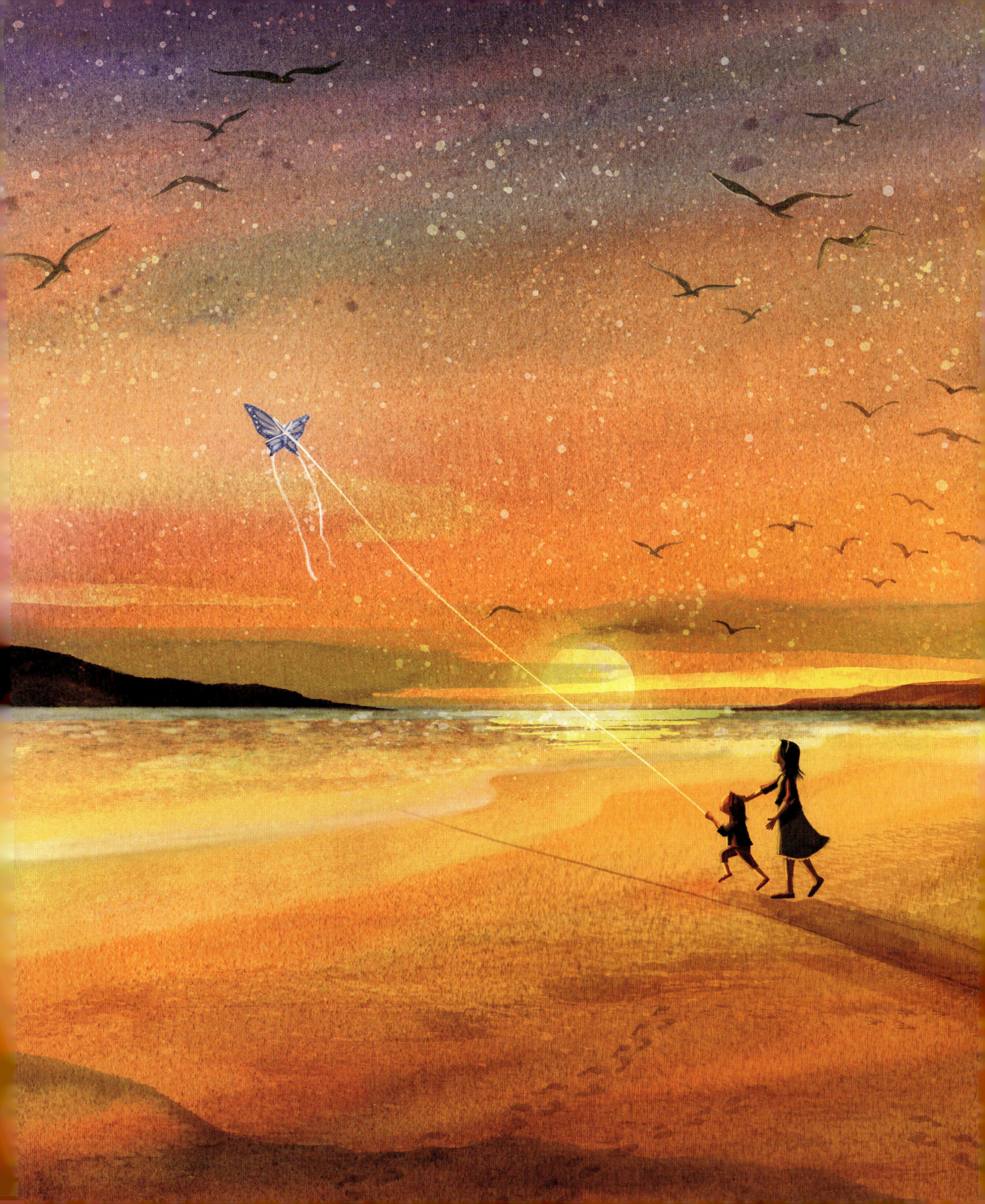

"이것을 너희에게 이르는 것은 너희로 내 안에서 평안을 누리게 하려 함이라
세상에서는 너희가 환난을 당하나 담대하라 내가 세상을 이기었노라." -요한복음 16:33

이 책의 숨겨진 이야기

저는 다정하고 현명하신 부모님의 사랑을 듬뿍 받으며 자랐습니다. 선생님이셨던 어머니가 매일 아침 일찍 출근하셔서, 아버지가 아침을 챙겨 주셨는데 그때마다 아버지는 시리얼 그릇 옆에 좋은 글귀를 적은 작은 노트를 함께 놓아두셨습니다. 그 글귀들은 아버지가 전하는 삶의 교훈이었고, 격려이자 칭찬이었지요. 그리고 그 글들은 제가 자라고 스스로의 길을 걸어가는 동안 많은 도움을 주었습니다. 특히 아버지는 "나는 내가 실패를 두려워하지 않기를 소망한다."라는 월트 디즈니의 말을 좋아해 자주 들려주셨는데, 이 말은 제가 어려운 상황에 처할 때마다 어떤 걸림돌이 있어도 목표를 향해 포기하지 않고 나아갈 수 있는 힘을 주었습니다.

또 아버지는 상황을 보는 관점에 대해서도 가르쳐주셨습니다. 저는 7학년 때 치어리더로 뽑혔지만, 그다음 해에는 치어리더가 되지 못해 무척 속상해했습니다. 그때 아버지는 제가 이미 한 번 치어리더가 되는 기회를 가졌다는 점과 저보다 그 자리를 더 필요로 하는 친구가 있다는 점을 상기시켜 주셨지요. 그리고 신은 제가 거절을 감당할 수 있다는 걸 아시기에 저를 다른 방법으로 축복하실 거라고 하셨습니다. 아버지의 말씀은 상황을 새로운 시각으로 볼 수 있도록 해주었고, 지금까지 저는 어떤 상황에서 크게 낙담하거나 좌절하지 않게 되었습니다.

부모님이 가르쳐주신 이와 같은 교훈들이 지금의 제 인생을 만들었고, 이 책에 대한 영감도 주었습니다. 저와 제 남편은 곧 태어날 아기를 기다리고 있습니다. 저 역시 제 부모님처럼 훌륭한 부모가 될 수 있도록 준비하면서 말이지요.

저는 이 책이 아이들이 자신의 인생을 즐기고, 실패를 심각하게 받아들이지 않으며, 늘 옳은 것을 할 수 있기를, 또한 자신의 길을 바꾸는 것을 두려워하지 않고, 한없이 사랑할 수 있도록 용기를 내는 데 도움을 줄 수 있기를 바랍니다.

TAKE HEART MY CHILD

Text copyright ⓒ 2016 by Ainsley Proctor · Illustrations copyright ⓒ 2016 by Jaime Kim
All rights reserved.
This Korean edition was published by Dahli Children's Books, Inc. in 2016 by arrangement with Aladdin, an imprint of Simon & Schuster Children's Division 1230 Avenue of the Americas, New York, NY 10020, USA through KCC(Korea Copyright Center Inc.), Seoul.
이 책의 한국어판 저작권은 (주)한국저작권센터(KCC)를 통해 저작권자와 독점 계약한 (주)도서출판 달리에 있습니다.
저작권법에 의해 한국 내에서 보호를 받는 저작물이므로 무단 전재와 복제를 금합니다.

엄마가 항상 곁에 있을게

에인슬리 이어하드 글 · 김지명 그림 | 박소연 옮김

1판 1쇄 펴냄 2017년 5월 15일 | 1판 2쇄 펴냄 2019년 2월 3일
책임편집 정재은 | 디자인 심흥섭

펴낸이 박소연 | 펴낸곳 (주)도서출판 달리 | 등록 2002. 6. 4.(제10-2398호)
04008 서울시 마포구 희우정로 16길, 17-5 | 전화 02) 333-3702 | 팩스 02) 333-3703
ISBN 978-89-5998-317-9 77840

· 품명 : 양장 도서 · 제조자명 : 도서출판 달리 · 제조국명 : 중국 · 사용연령 : 3세 이상
· 안전표시 : 주의! 책의 모서리가 날카로우니, 던지거나 떨어뜨려 다치지 않도록 주의하세요.